AF355773

KINÉSITHÉRAPIE

ET

HYDROTHÉRAPIE

Traitement des Maladies par le Mouvement
et par l'Eau
à toutes les températures

PARIS

INSTITUT MÉDICAL D'HYDROTHÉRAPIE
ET DE KINÉSITHÉRAPIE
49, Rue de la Chaussée-d'Antin, 49
Directeur : Ed. SOLEIROL

KINÉSITHÉRAPIE

ET

HYDROTHERAPIE

KINÉSITHÉRAPIE

ET

HYDROTHÉRAPIE

**Traitement des Maladies par le Mouvement
et par l'Eau
à toutes les températures**

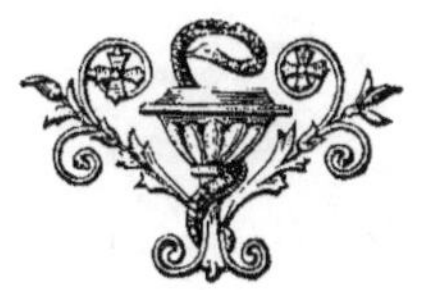

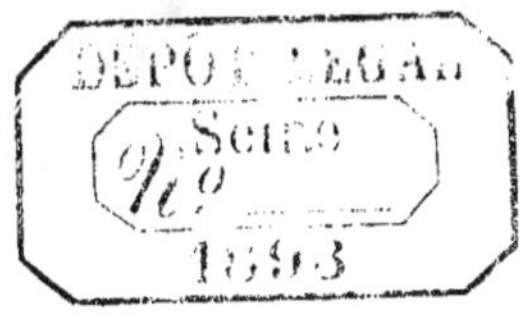

PARIS

INSTITUT MÉDICAL D'HYDROTHÉRAPIE
ET DE KINÉSITHÉRAPIE
49, Rue de la Chaussée-d'Antin, 49
Directeur : Ed. SOLEIROL

KINÉSITHÉRAPIE & HYDROTHÉRAPIE

PHYSIOLOGIE GÉNÉRALE

DE LA KINÉSITHÉRAPIE

La Kinésithérapie constitue ce chapitre de l'hygiène thérapeutique qui est l'étude de la cure des maladies par l'exercice et le mouvement.

L'entretien de la vie ne peut s'obtenir qu'en exerçant méthodiquement les forces qui nous sont données, c'est-à-dire en s'entraînant.

L'ensemble de tous les moyens que nous pouvons employer dans ce but porte le nom d'entraînement.

La Kinésithérapie peut agir sur toutes les fonctions de notre organisme, mais c'est surtout sur la respiration et la circulation qu'elle a ses premiers effets. La respiration joue, en effet, un rôle prépondérant dans tous les exercices de gymnastique. On peut même dire, avec Dailly, que la respiration est le pivot de tout exercice gymnastique.

On peut facilement, à l'aide de certains exercices respiratoires spéciaux, augmenter l'ampliation de la poitrine et obtenir ainsi un retentissement sur tout l'organisme.

En second lieu, la Kinésithérapie a une action immédiate sur la circulation. Les exercices de gymnastique accélèrent le muscle cardiaque et le tonifient. On conçoit aisément que, lorsqu'on a pu mettre une plus grande quantité de sang au contact de l'air extérieur, on aura augmenté ainsi les combustions de l'économie, c'est-à-dire qu'on aura favorisé ainsi l'acte essentiel à la vie.

L'action de la gymnastique est plus directe encore sur le système musculaire en général.

Les contractions musculaires développent, dans le muscle, des phénomènes physiques et chimiques qui augmentent les combustions organiques.

Les expériences de Claude Bernard ont démontré qu'à l'état de repos le muscle consomme à peine d'oxygène, tandis qu'au contraire il en consomme beaucoup à l'état de contraction.

Sous l'influence du travail, l'irrigation sanguine devient dix fois plus active, l'absorption de l'oxygène suit la même proportion, ainsi que l'exhalation de l'acide carbonique.

Outre cette augmentation dans la combustion, le travail développe les muscles et en augmente la fermeté ; ici les preuves directes abondent. Immobilisez un membre et vous verrez immédiatement l'atrophie se produire ; exercez-le, au contraire, et vous verrez ses muscles se développer.

Ces exercices, outre qu'ils amènent le développement de la musculation, agissent aussi sur le système nerveux.

La gymnastique agit non seulement sur la respiration, la circulation, la musculation et l'innervation, mais elle agit aussi sur les sécrétions et les excrétions.

Tous les mouvements un peu prolongés provoquent la production de la sueur, qui est une voie d'excrétion abondante d'urée et d'acide urique, qui vient suppléer au travail fonctionnel du rein et que nous pouvons utiliser dans une large mesure en thérapeutique.

S'il fallait résumer, en un mot, l'action de la gymnastique et des exercices corporels, nous dirions qu'elle active et favorise la nutrition.

Sous l'influence de la gymnastique, l'activité des fonctions cellulaires augmente et se régularise, les combustions intra-cellulaires s'activent, les laucocomaïnes, ces poisons toxiques que la cellule organique fabrique constamment, augmentent en qualité et s'éliminent plus activement et, de cet ensemble général, il résulte que les graisses se comburent, que les fonctions cellulaires se régularisent, que l'équilibre se fait entre les cellules de la moelle et celles du cerveau; qu'en un mot, la nutrition générale s'accroît.

La gymnastique, en comburant les graisses, en augmentant les combustions, en activant la nutrition cellulaire, est un puissant moyen d'amaigrissement, que nous mettons en jeu dans le traitement de l'obésité.

Donc, chez les individus adipeux, la gymnastique aura cet effet de les amaigrir et de leur faire perdre de leur poids, tout en augmentant leur musculature de leur force musculaire.

Chez les personnes qui ne possèdent que des graisses accumulées dans le système cellulaire, les exercices corporels, au contraire, auront cet effet, en augmentant leurs muscles, d'augmenter leur poids : mais, pour obtenir ces effets, il ne faut pas pousser trop loin les exercices corporels, car, si on les exagère, on voit l'individu maigrir, s'affaiblir et offrir tous les symptômes que l'on décrit sous le nom SURMENAGE.

Mais si, pour l'âge adulte, la gymnastique poussée trop loin a des inconvénients, dans l'enfance, au contraire, les exercices corporels n'ont que des avantages.

Dans cette période de la vie, l'enfant, véritable cire molle, conservera l'empreinte qui a été faite à son éducation corporelle.

En favorisant ces exercices, vous développez son squelette, sa musculature, vous augmentez la capacité de sa poitrine, vous activez sa circulation, vous équilibrez les fonctions de son système nerveux, vous favorisez sa nutrition ; en un mot, vous en faites un homme.

Traitement des Maladies, en général, par la Kinésithérapie

(Cure de Mouvements)

MOUVEMENTS ACTIFS ET PASSIFS
EN KINÉSITHÉRAPIE

Si le titre de cet article paraît au lecteur un peu trop général, c'est que nous n'avons ni l'intention ni la compétence de faire l'énumération et le diagnostic de toutes les maladies qui peuvent être traitées par le mouvement. C'est au médecin traitant à faire la prescription et au kinésithérapeute à l'appliquer. Nous nous contentons de ce dernier attribut.

Certes, il ne faut pas faire de la Kinésithérapie une panacée universelle. On se ferait traiter d'illuminé, titre qui est trop facilement accordé, en France, aux hommes qui s'occupent de kinésithérapie, par ceux qui n'ont pas étudié cette méthode et qui ne savent pas tous les services qu'elle peut rendre dans une infinité de cas où les autres moyens thérapeutiques sont restés impuissants. Que de tendons elle permet de ne pas couper, et que d'appareils orthopédiques elle peut parfois remplacer avantageusement.

Le grand défaut qu'ont la plupart des hommes qui s'occupent de kinésithérapie est d'être trop exclusifs et trop fanatiques de leur méthode. Ils embrassent un champ trop vaste et n'admettent, en général, aucun autre mode de traitement. Je trouve, pour ma part, que la manière de faire valoir une méthode de traitement, aussi puissante que l'est la gymnastique, n'est pas une panacée universelle et doit souvent être complétée par d'autres moyens, tels que le massage et l'hydrothérapie.

Dans un grand nombre de cas, l'emploi combiné de ces trois agents thérapeutiques donnera des résultats plus complets et plus rapides que si un de ces moyens était employé seul.

Dans tous les pays étrangers, l'on trouve actuellement des hommes de science qui s'occupent de mécanothérapie; en France, au contraire, le mouvement est resté plus que stationnaire, et l'on ne trouve que par exception quelques hommes compétents qui s'en occupent.

Mais, si les personnes qui recommandent la gymnastique sont toutes d'accord pour reconnaître son utilité, un grand nombre d'entre elles ne font aucune différence entre telle ou telle méthode, et ordonnent simplement de faire de la gymastique, sans autre indication. Cela n'a aucun inconvénient lorsqu'il s'agit seulement de fortifier d'une façon générale une constitution affaiblie ; mais, lorsqu'il s'agit de remplir des indications spéciales, comme lorsqu'il s'agit de scolioses, au début, ou dans certains troubles du système nerveux, la question change, et la gymnastique, employée d'une façon quelconque, est non seulement inutile, mais encore le plus souvent nuisible, soit que le malade l'emploie sans direction, auquel cas il fera toujours les exercices qui lui seront le plus faciles, soit qu'il se mette entre les mains d'un gymnaste qui, par son peu de connaissance de l'anatomie et de la physiologie, ne saura pas remplir les indications voulues.

Il faut, avant tout, savoir que le traitement par les mouvements (kinésithérapiques) n'a rien de commun avec ce que l'on appelle communément gymnastique, que ce soit gymnastique de chambre ou autre.

La gymnastique ordinaire ne comprend qu'une seule catégorie de mouvements, ce sont les mouvements actifs, tandis que la kinésithérapie comprend quatre classes de mouvements, bien distincts les uns des autres. Ce sont :

Le massage et les mouvements pasifs ;

Les mouvements actifs libres ;

Les mouvements de résistance (résistance du malade à un mouvement que fait exécuter l'opérateur) ;

Les mouvements de résistance (résistance de l'opérateur à un mouvement exécuté par le malade).

MASSAGE ET MOUVEMENTS PASSIFS

Le massage est un mouvement passif ; il comprend un certain nombre de manœuvres, dont la durée et l'intensité varient suivant chaque cas particulier.

On divise les manœuvres de massage en manœuvres sur place et manœuvres avec déplacement.

Les manœuvres sur place sont : les pressions, les frapments, les hachures, les pincements, les vibrations.

Les manœuvres avec déplacement sont : les frictions, le frottement, le pétrissage, les jets et les foulements de l'abdomen.

Cette division n'a rien d'absolu et, par les modifications qu'on peut y apporter, l'on peut obtenir des effets physislogiques identiques. Les mouvements passifs peuvent rentrer, suivant les cas, dans l'une ou l'autre de ces deux catégories.

MOUVEMENTS PASSIFS

On donne le nom de mouvement passif à celui que l'opérateur fait exécuter au malade, ce dernier restant parfaitement inactif. Le tronc, les membres, la tête, peuvent subir des mouvements passifs localisés. On peut ranger aussi, dans les mouvements passifs, le transport en voiture ou à cheval, le mouvement de balançoire, etc. Les mouvements passifs servent pour ainsi dire d'introduction aux mouvements actifs, dans tous les cas où ces derniers sont impossibles ou douloureux, comme dans les paralysies ou les rhumatismes musculaires.

Ils sont employés avantageusement pour activer la résorption des épanchements synoviaux dans les entorses, pour distendre les muscles contracturés dans les cas de raideur articulaire.

Pour l'extension forcée des muscles, ils distendent les nerfs et amènent ainsi un changement moléculaire dans ces derniers et dans les muscles. Enfin ils produisent une activité plus grande de la circulation, par la compression qu'ils font subir aux vaisseaux sanguins et lymphatiques intra et extra-musculaires.

MOUVEMENTS ACTIFS LIBRES

On donne ce nom à tous les mouvements généraux ou partiels exécutés par le malade seul et sous l'influence directe de la volonté.

Lorsqu'il s'agit de traiter par la gymnastique des affections générales, comme l'anémie ou la chlorose, affections qui paraissent très voisines et qui cependant nécessitent chacune leur traitement particulier ; il est très important de ne pas employer indistinctement un système plutôt que l'autre. La considération qu'il ne faudra pas négliger, sera de bien préciser au malade, la nature, la durée et la force des exercices qu'il devra employer et de combiner ces mouvements avec la gymnastique pulmonaire.

MOUVEMENTS ACTIFS COMBINÉS OU MOUVEMENTS DE RÉSISTANCE

La gymnastique hygiénique a pour but d'agir sur l'ensemble de l'organisme en fortifiant le système musculaire, l'énergie morale, en un mot d'établir une harmonie aussi parfaite que possible, dans l'ensemble de l'organisme. La gymnastique médicale, au contraire, a pour but principal d'agir sur telle ou telle partie malade, en faisant contracter isolément un ou plusieurs groupes de muscles, en activant la circulation ou l'innervation sur un point déterminé du corps.

C'est par l'emploi rationnellement combiné du massage, des mouvements actifs et surtout des mouvements de résistance, que l'on peut arriver à des résultats favorables.

Les mouvements de résistance sont de deux natures :

1° Le malade résiste à un mouvement que lui fait exécuter l'opérateur, c'est ce que Ling appelait un mouvement combiné centrifuge ;

2° L'opérateur résiste à un mouvement que le malade exécute, mouvement combiné centripète.

Le grand avantage de ces mouvements est de permettre de supprimer l'action des antagonistes, qui est remplacée par l'opérateur.

Dans un membre paralysé, l'influx volontaire se porte toujours plus énergiquement sur les muscles sains, de là la grande utilité de pouvoir limiter l'action de la volonté aux muscles que l'on veut fortifier. A cet égard la kinésithérapie a une grande supériorité sur tous les autres procédés.

Au premier abord les deux catégories de mouvements de résistance peuvent paraître peu différentes l'une de l'autre. Elles diffèrent cependant d'une façon très appréciable.

Le malade aura toujours plus de facilité à résister qu'à vaincre une résistance et, dans le cas de parésie musculaire, l'on obtient souvent, après quelques jours de traitement, une résistance relativement assez énergique des muscles, alors que les mouvements actifs simples sont encore presque impossibles.

La kinésithérapie admet, pour tous les mouvements, cinq positions fondamentales qui sont les suivantes :

Position debout;
Position assise;
Position couchée;
Position à genoux;
Position suspendue (suspension).

Ces cinq positions se divisent en une infinité de variétés d'après :

1ᵉ La position des pieds réunis, écartés, etc ;

2° La position des bras, au repos, sur les hanches, élevés, en avant, en croix, etc. ;

3° D'après la position du tronc, droit, incliné, tourné, etc. ;

4° D'après l'emploi de certains accessoires, banc, tabouret, appui, etc.

Il faudrait un volume pour énumérer en détail toutes les positions dans lesquelles on pratique les mouvements, soit passifs, soit actifs, et de résistance. Toutes n'ont pas la même utilité, mais leur connaissance approfondie permet à l'opérateur, suivant les indications à remplir, dans tel ou tel cas, de combiner l'action de plusieurs groupes de muscles.

Les différentes positions dans lesquelles on fait exécuter des mouvements aux malades, sont combinées de façon à pouvoir graduer la force et la difficulté de chaque mouvement.

MÉTHODES

EMPLOYÉES EN KINÉSITHÉRAPIE

Plusieurs procédés peuvent être mis en œuvre pour obtenir les effets physiologiques que nous avons décrits.

Ces procédés constituent ce qu'on appelle les méthodes de la Kinésithérapie. On peut, en effet, faire de la gymnastique *avec* ou *sans* appareils.

La gymnastique sans appareils se divise en deux groupes : la gymnastique d'assouplissement, dite gymnastique de chambre, et la gymnastique comprenant les exercices naturels, tels que les attitudes, la marche, le saut, etc.

La gymnastique de chambre, ou d'assouplissement, est une des plus utiles à la thérapeutique. Elle consiste à faire exécuter, aux différentes parties du corps et aux membres, des mouvements nombreux, mouvements qui peuvent présenter une extrême variété et que l'on peut combiner de mille façons.

Schreiber a beaucoup insisté sur cette gymnastique de chambre, médicale et hygiénique, dont la méthode consiste surtout à faire exécuter à la tête et aux membres des mouvements de circumduction plus ou moins rapides.

On a soutenu que ces mouvements, tout en donnant de bons résultats, ne pouvaient se substituer à la gymnastique proprement dite, parce que, dans ces mouvements d'assouplissement, l'individu n'ayant à vaincre aucune résistance, ces exercices n'exigeaient aucun travail. Je ne puis accepter absolument cette manière de voir ; tout mouvement exige un travail musculaire, et l'on comprend que, par ces mouvements d'assouplissement, on puisse mettre en jeu presque tous les groupes musculaires de l'économie. De plus, cette gymnastique d'assouplissement présente cet immense avantage qu'elle peut être exécutée en tous lieux, dans la chambre même du malade, presque sans professeur, et sur de simples indications fournies par le médecin.

Avant d'aborder l'étude très rapide des exercices naturels, tels que la marche, le saut, il faut donner une définition des mots *position* et *attitude*.

La position est compatible avec un certain relâchement musculaire, tandis qu'au contraire l'attitude réclame toujours une certaine activité musculaire. Ainsi, la station debout est une attitude, tandis que la session, c'est-à-dire la position assise ou le décubitus, est une position. Tout mouvement gymnastique, pour être bien déterminé, suppose une attitude initiale et une attitude terminale.

La gymnastique suédoise consiste à provoquer la contraction volontaire de certains muscles, tandis qu'on leur oppose, avec la main, une résistance graduée. Ici, la gymnastique est pour ainsi dire double, c'est-à-dire qu'elle nécessite, à côté du sujet en expérience, la présence d'un professeur qui guide les mouvements que l'on fait exécuter ou s'y oppose.

Mading a divisé ces mouvements en mouvements semi-passifs et en mouvements semi-actifs. Dans les premiers, ces mouvements s'exécutent avec résistance de la part du sujet ; dans les seconds, avec résistance de la part du gymnaste.

La gymnastique avec appareils comprend un grand nombre de variétés. Tantôt ces appareils sont fixes, tantôt ils sont mobiles, tantôt ils sont élastiques ; tantôt, au contraire, il sont mus automatiquement. En tête de cette gymnastique avec appareils, je placerai la gymnastique dite de l'opposant, dont nous pouvons voir, dans nos salles, de nombreuses applications.

C'est Pichery qui en est le créateur.

La gymnastique de l'opposant est donc une excellente gymnastique médicale qui, si elle n'a pas la vigueur de la gymnastique suédoise proprement dite, présente sur cette dernière cet énorme avantage qu'elle ne nécessite pas la présence d'un professeur pour chaque malade et qu'elle peut, dans certaines circonstances, être exécutée en grand et être pratiquée en commun.

Jusqu'ici, nous n'avons considéré la gymnastique comme appliquée isolément à la cure des maladies ou au développement du corps, mais on l'associe ordinairement à d'autres moyens hygiéniques, tels que le massage, et à l'hydrothérapie, ce qui constitue, en un mot, toute la Kinésithérapie.

APPLICATIONS DE LA KINÉSITHÉRAPIE

Les différentes maladies qui sont susceptibles d'être traitées par la kinésithérapie réclament non seulement des méthodes spéciales à chacune d'elles, mais aussi des appareils spéciaux.

Nous allons passer en revue les maladies auxquelles peut s'adresser la kinésithérapie, et nous décrirons aussi quelques-uns des appareils qui ont été construits dans un but spécial et que nous possédons dans nos salles.

En premier lieu, nous considérerons les maladies diathésiques ou générales, telles que tuberculose, diabète, obésité, arthritisme; puis nous nous arréterons à certaines affections spéciales, comme le rachitisme, qui cause tant de difformités dans la jeunesse.

Le rachitisme porte sur les courbures naturelles de la colonne vertébrale; les filles y sont plus sujettes que les garçons. La kinésithérapie, avec ses appareils spéciaux et gradués, a de tout temps été recommandée par les meilleurs médecins comme le seul moyen vraiment efficace pour guérir ces déviations.

L'emploi d'instruments spéciaux et des méthodes kinésithérapiques est indispensable dans ces cas-là, comme du reste aussi dans d'autres que nous allons voir, pour localiser l'action de la contraction musculaire et localiser aussi son action dans certains groupes de muscles que l'on détermine d'avance.

La gymnastique générale est en cela tout à fait différente et obtient d'autres résultats que la kinésithérapie, qui vise toujours un but spécial.

Mais, pour obtenir une guérison complète quand il s'agit de maladies diathésiques ou même de lésions locales, il faut considérer non seulement la répétition régulière et méthodique de l'exercice kinésithérapique, mais aussi le régime en général. Le régime peut être médical, hydrothérapique ou même quelquefois chirurgical.

L'hydrothérapie est nécessaire pour amener une réaction du système nerveux et salutaire pour tonifier l'organisme. Nous ne pouvons pas nous en occuper ici d'une manière spéciale, cela nous entraînerait trop loin.

DE L'UTILITÉ DE LA GYMNASTIQUE

CHEZ LES SUJETS A POITRINE ÉTROITE ET DÉPRIMÉE
PRÉDISPOSÉS
HÉRÉDITAIREMENT A LA PHTISIE PULMONAIRE

D'après les antécédents héréditaires et la conformation de la poitrine d'un enfant, un médecin peut facilement évaluer les chances que cette personne peut avoir d'être atteinte de tuberculose pulmonaire. Il suffira de la moindre fatigue exagérée, privation prolongée ou accident du côté du poumon, pour que la tuberculose s'établisse dans cet organisme prédisposé. Toute cause qui amènera la misère physiologique des tissus, le surmenage fonctionnel, aboutira presque fatalement, chez ces sujets-là, à la phtisie. Si l'on ne guérit guère de cette affection, on peut beaucoup en ménager le développement, et surtout prévenir son éclosion par une bonne hygiène.

Tous les médecins connaissent l'histoire de la vie du baron Cloquet, célèbre médecin, qui mourut à plus de quatre-vingt-dix ans, après avoir été plus de cinquante ans un tuberculeux à cavernes pulmonaires. Mais il savait se soigner.

Pour prévenir l'éclosion de la tuberculose chez des sujets prédisposés héréditairement, de tous temps les médecins ont prescrit et préconisé les exercices de corps.

Ces exercices activent les échanges nutritifs et endurcissent l'organisme, à condition qu'ils soient pris avec précaution. Il arrive, en effet, fréquemment que les jeunes malades, se sentant faibles ou peu disposés, et surtout n'étant pas suffisamment encouragés, font mal ou ne font pas les exercices qui leur sont prescrits, et, par conséquent, n'éprouvent aucun changement dans leur constitution. Dans d'autres cas, au contraire, les exercices sont exécutés trop énergiquement, et l'activité trop grande donnée à la circulation, dans des poumons insuffisamment développés, produit des congestions qui sont souvent le point de départ d'accidents graves. D'autres fois encore, les malades, étant en sueur, s'exposent au froid et peuvent être pris de bronchites ou pleurésies, qui favorisent l'évolution tuberculeuse.

Rien de pareil n'est à redouter avec la kinésithérapie bien comprise et bien dirigée.

Si elle ne protège pas infailliblement de la tuberculose, l'on peut au moins affirmer que son emploi n'offre aucun danger, et que, dans un grand nombre de cas, elle donne les meilleurs résultats.

Le développement du thorax et des poumons est la première indication à remplir.

Il faudra activer, au début, la circulation et les échanges de l'économie par des mouvements du tronc, et surtout des membres supérieurs, qui auront pour but d'exercer le jeu costal et, par conséquent, l'ampliation pulmonaire. Les mouvements actifs des muscles supérieurs fortifient aussi les muscles costaux et rendent la respiration plus pleine et plus profonde. Plus les côtes seront soulevées avec énergie, et pendant un plus grand laps de temps, plus le poumon aura de liberté et même de nécessité à se gonfler d'air.

Après une ou deux semaines de ces mouvements préliminaires, on y adjoindra le traitement médical pour le développement des organes respiratoires. La circulation étant déjà activée et habituée par les mouvements précédemment employés, on pourra agir sans crainte.

Les principaux mouvements employés pour développer les organes et les muscles respiratoires, et augmenter la capacité thoracique et le volume des poumons, sont les mouvements du tronc et des bras, associés aux mouvements d'inspiration et d'expiration.

Ces mouvements sont variés à l'infini et doivent être modifiés dans chaque cas spécial.

Il est, en tous les cas, important, pour le succès de la méthode, que cette gymnastique soit exécutée sous la surveillance d'un opérateur prudent et expérimenté.

A côté et concurremment à ces exercices physiques, nous plaçons l'hydrothérapie au premier rang dans le traitement et la prophylaxie de la tuberculose. L'hydrothérapie relève l'appétit, régularise le sommeil, active aussi la circulation et l'hématose. De plus, elle endurcit le corps contre les variations de la température, de sorte qu'elle prévient une foule d'accidents et de complications.

Les *frictions* constituent encore un excellent moyen. Elles augmentent les fonctions de la peau, appellent le sang à la périphérie, donnent une sensation de bien-être général, diminuent la toux et disposent à un sommeil réparateur. Elles ont, en outre, l'avantage, ainsi que les douches, de diminuer ces sueurs qui fatiguent tant certains malades et créent pour eux un danger constant de refroidissement.

Elle consiste dans les trois périodes de manipulations suivantes :

1° Frictions sèches ayant pour but d'activer les fonctions de la peau; de la débarrasser des produits d'élimination contenus dans la sueur et de rendre la peau mieux préparée à recevoir un traitement plus énergique;

2° Frictions avec linge humecté d'eau froide, qui sert de transition entre la friction et la douche proprement dite;

3° Douche.

Il ne faut naturellement pas attendre que les lésions soient trop avancées pour faire subir au malade un traitement énergique et vraiment curatif. Mais, même alors que la maladie est déclarée et que le poumon est franchement atteint, il ne faut pas craindre de s'adresser à la gymnastique et à l'hydrothérapie. Nous pouvons affirmer, en terminant, avec de nombreuses observations à l'appui, que l'exercice constitue l'un des meilleurs moyens de combattre la tuberculose. Il augmente la capacité thoracique, déplisse le poumon, y fait pénétrer largement l'air, fortifie l'organisme et diminue la vitalité des bacilles.

On peut s'assurer que le traitement par l'air et par l'exercice a produit de bons résultats quand la capacité pulmonaire et la périphérie thoracique se sont accrues. Aussi s'est-on basé sur ce principe, en Allemagne, quand on a décidé que les nouveaux soldats, soupçonnés de tendance à la tuberculose, seraient réformés, si, après six mois d'entraînement, leur périmètre thoracique ne s'était pas augmenté.

En résumé, le traitement de la tuberculose comprend deux parties : 1° lutter directement contre le microbe ; 2° tonifier l'organisme pour le mettre en état de se défendre lui-même.

TRAITEMENT DES MALADIES NERVEUSES

PAR LA KINÉSITHÉRAPIE

Il ne faut pas demander à la kinésithérapie de pouvoir guérir les formes de maladies nerveuses où il y aurait à réparer anatomiquement la lésion causale. Le temps seul est pour cela l'agent thérapeutique par excellence. Mais dans les maladies nerveuses dans lesquelles il est opportun de suppléer à une fonction abolie, d'aider à une circulation ralentie ou d'activer les échanges moléculaires, la kinésithérapie sera un des plus puissants moyens.

Nous pouvons dire d'emblée que le traitement par les mouvements ou mécanique, sera efficace dans tous les cas où il s'agira :

1º D'augmenter l'afflux sanguin dans les parties malades, de chasser les produits d'oxydation accumulés dans les cellules nerveuses ou autres, dont la rétention produit des troubles fonctionnels et des troubles de la sensibilité ;

2º Lorsqu'il s'agira de fortifier les fibres nerveuses et de produire par fonctionnement accéléré un renouvellement plus rapide des éléments constitutifs des fibres ou centres nerveux ;

3º D'exciter directement les nerfs et les ganglions lymphatiques, et indirectement les fibres organiques. Ceci aura pour action réflexe de faire disparaître les troubles fonctionnels ;

4º Par des exercices systématiques on ramènera les muscles irrités à leur état normal, on régularisera les mouvements anormaux (dans la chorée, par exemple) et on réprimera les mouvements associés;

5° La kinésithérapie décongestionne, par dérivation, un cerveau surchargé de sang ou fatigué.

Mais dans aucun genre de maladie nerveuse, la kinésithérapie, ou cure des mouvements avec résistance, ne se manifeste d'une façon aussi éclatante que dans le traitement des muscles paralysés, car aussitôt qu'on fait exécuter au malade des mouvements actifs dans lesquels il ne devrait fonctionner que les muscles parésiés, les antagonistes et les muscles voisins sont immédiatement innervés et se contractent. Aussi la mise en jeu des muscles malades que l'on se proposait, ne se produit pas ou se produit trop légèrement. C'est au rôle de celui qui applique la méthode de kinésithérapie d'exclure l'action des antagonistes en exerçant une résistance.

Il est difficile de demander une dépense de force de la part de malades paralysés, ce sera à l'opérateur à les faire travailler au moyen de mouvements communiqués.

Il en est tout autrement dans les troubles nerveux caractérisés par le manque de sommeil ou l'irritabilité nerveuse. Dans ces derniers troubles, ce sont plutôt les exercices énergiques et actifs qui, en fatiguant le système nerveux et en augmentant le fonctionnement de la peau, conviendraient particulièrement. La transpiration est une fonction essentielle ayant pour but d'éliminer les produits d'oxydation qui se produisent dans ces organismes, la douche qui doit suivre les exercices physiques, actifs, est nécessaire pour enlever cette transpiration et l'empêcher de se résorber de nouveau.

Quoique nous ayons dit que les exercices physiques doivent fatiguer le système nerveux, ils doivent cependant être gradués et ne jamais dépasser la force de résistance du malade.

Certaines affections nerveuses sont produites par une faiblesse générale de tout l'organisme, dans ces dernières affections ce seront les mouvements à larges amplitudes, exécutés lentement, qui obtiendront le plus rapide succès. Nous avons eu souvent l'occasion d'observer des enfants qui avaient grandi très rapidement sans avoir eu le temps d'acquérir un développement général proportionné.

Le caractère et la sensibilité générale de ces enfants est toujours très irritable. Ils n'ont plus d'aptitudes au travail, et surtout pas à l'attention. La cure par les mouvements, ou par la gymnastique rationnelle est certaine, en très peu de temps, d'avoir raison de tous ces troubles. Elle agira simplement en rétablissant l'équilibre des fonctions un instant perverties.

LES TICS DE LA FACE CHEZ LES ENFANTS

ET LEUR TRAITEMENT PAR LA GYMNASTIQUE

Ces tics de la face ne sont autre chose qu'une convulsion diffuse du nerf facial.

Cette maladie a été étudiée, à notre époque, par François de Louvain, qui, en 1843, lui donna le nom de tic convulsif non douloureux.

Son travail fut le point de départ d'une série de mémoires sur ce sujet. Les auteurs signalent des causes multiples à cette affection; mais ce qui paraît le plus prouvé à cet égard, est une hérédité manifeste. Il n'est pas rare d'en observer plusieurs cas dans une même famille; Rosenthal cite la mère, un fils, une fille et deux autres parents du côté maternel frappés de la même maladie. Les émotions et l'imitation ont aussi une influence pathogénique reconnue par tout le monde.

Le tic douloureux peut se transformer en tic non douloureux; par suite, toutes les causes de névralgie trifaciale devront être inscrites ici : dents cariées, corps étrangers, etc. Le froid a aussi une action possible.

Les enfants qui en sont atteints sont sans cesse tourmentés par une grimace difficile à décrire, analogue à celle que produirait un courant électrique; les lèvres, l'œil, le nez, sont soulevés et entraînent une expression de rire drôlatique; les yeux clignotent, le front se plisse, etc. Ces mouvements sont d'autant plus disgracieux qu'ils ne se produisent, en général, que d'un seul côté, et le contraste est extrême avec l'autre moitié de la figure, qui garde son expression ordinaire. Chacune de ces secousses dure très peu de temps, mais elles se succèdent quelquefois comme dans un accès. Les accès peuvent durer la nuit, pendant le sommeil; d'autres fois ils disparaissent.

Ces tics se rencontrent surtout chez les enfants faibles et surtout impressionnables. Ils sont toujours accompagnés d'une grande délicatesse du système nerveux.

Quoi qu'il en soit, il est certain et démontré par de nombreuses observations personnelles que le meilleur traitement de cette affection est la gymnastique médicale, qui s'adresse au système nerveux en général. Comme action locale, on a préconisé l'électricité, qui peut agir sur les cas récents; mais, pour les cas chroniques, et ils le sont presque tous, la gymnastique réussit bien mieux encore, jointe à l'hydrothérapie mitigée. Duchenne, de Boulogne, recommandait l'intimidation chez les enfants pour arrêter un tic à son début; mais, chez les enfants déjà nerveux et n'ayant pas beaucoup de force de volonté, ce moyen n'a souvent pas de succès. La gymnastique médicale, sans s'inquiéter spécialement du tic, force les enfants à diriger leur attention et leur volonté vers un autre ordre de mouvements; elle fatigue leur système nerveux en général, et la réaction de cette fatigue est un relâchement général de tous les nerfs, y compris le facial qui est le nerf spécialement affecté. Nous avons traité, dans notre établissement, beaucoup d'enfants atteints de tics, et ces tics ont disparu d'eux-mêmes au bout de peu de semaines d'exercices.

La gymnastique médicale agit, dans ces cas, de même que dans la chorée, où elle a été préconisée par Blache. Elle fortifie les systèmes nerveux et musculaires en même temps et régularise leurs actions réciproques.

Lorsque j'ai à traiter des enfants atteints de ce tic convulsif de la face, j'ai l'habitude de ne jamais faire d'allusion à leurs mouvements nerveux et surtout de ne jamais leur recommander de ne pas faire de grimaces, car, le plus souvent, ces recommandations ne font que les augmenter, et je les mets de suite au traitement kinésithérapique général. On leur fait faire des exercices communiqués de tout le corps, en commençant par les jambes, puis le corps, et enfin les bras. Ces exercices sont suivis de frictions sèches énergiques. Ces frictions doivent être assez énergiques pour amener la rubéfaction de la peau. Au bout de quelques jours de ce traitement, on passe aux exercices rythmés avec engins, puis aux exercices généraux cadencés, en évitant toujours les mouvements brusques et saccadés.

Si, au bout de quatre à six semaines de ces exercices suivis de frictions, les tics persistent, on peut employer la douche tiède qui, graduellement, arrive à l'eau froide, mais il est assez rare qu'on doive avoir recours à la douche. Les mouvements suivis de frictions simples réussissent 95 fois sur 100.

Par ce simple traitement kinésithérapique général, on observe un changement notable à l'avantage de ces enfants. Au lieu de pâles et nerveux qu'ils étaient, ayant un appétit et un caractère capricieux, ils deviennent vigoureux et raisonnables, beaucoup moins irritables et d'un fonctionnement beaucoup plus régulier de tous les organes.

Cet équilibre de la santé générale est le point principal dans la guérison de leurs tics. La plus sûre méthode à suivre pour arriver à cette guérison est de leur donner une certaine quantité de mouvements sans fatigue, de leur faire faire des exercices qui attirent leur attention et les intéressent au point de leur faire perdre cette habitude maladive.

TRAITEMENT DU DIABÈTE SUCRÉ

PAR L'HYGIÈNE ET LA GYMNASTIQUE MÉDICALE

Tout exercice, que ce soit la gymnastique médicale ou l'hydrothérapie, augmente la consommation des matières carbonées de nos tissus, et nous savons que le sucre est un des principaux hydrates de carbone qui peuvent se rencontrer dans notre organisme.

L'exercice met au profit de la combustion, qui produit notre chaleur animale, le sucre qui se forme ou peut s'être déjà formé. De cette façon, ce sucre est brûlé à mesure par l'oxygène de nos tissus.

Deux grandes théories du diabète dominent aujourd'hui la science :

1° Celle qui attribue la glucosurie et le diabète à un défaut de combustion des hydrates de carbone, particulièrement du sucre qui, n'étant plus ni brûlé ni utilisé par l'économie, passe dans les urines ; c'est la théorie du ralentissement de la nutrition, soutenue par Bouchard ;

2° Celle qui attribue l'élimination du sucre à un excès de production, à une fabrication exagérée sous l'influence d'irritants nerveux qui agissent sur les fonctions du foie, sur celles des muscles et de toutes nos cellules en général (Bouchardat).

A notre avis, le diabète n'est pas une maladie unique, une entité morbide toujours la même, mais un syndrôme clinique, comme l'est l'albuminurie. Il y a des diabétiques qui sont des arthritiques, des ralentis, dont le foie et le système nerveux souffrent et produisent du sucre dans les urines ; il y en a, au contraire, qui sont des tuberculeux, c'est-à-dire des accélérés qui produisent aussi du sucre dans leurs urines, mais par un fonctionnement tout différent et même contraire. A côté des médicaments qui peuvent enrayer l'hypergenèse nerveuse du sucre, il faut absolument employer l'exercice pour les diabétiques. De nombreux faits sont là pour attester la bonne influence d'une gymnastique médicale bien entendue. Il faut soustraire à l'organisme, par un régime approprié, les matériaux de formation de sucre, et empêcher le foie de trop fonctionner et favoriser ainsi les actes chimiques de la vie organique par l'exercice et l'accélération des fonctions de la peau. Le fait primordial dans le diabète, c'est le défaut d'utilisation du sucre par les tissus ; il faut donc activer les mutations nutritives pour prévenir la maladie. Pour rétablir l'activité des mutations primitives, il faut interdire l'excès d'alimentation, prescrire la vie au grand air, les soins minutieux de la peau, les bains fréquents, les frictions, les lotions froides, le massage et la gymnastique médicale. Il faut détruire le sucre excédant en s'adressant aux mutations fonctionnelles et respiratoires. C'est une partie du traitement de Bouchardat, qui nous envoyait beaucoup de diabétiques.

La promenade, la marche, la course, l'équitation, les mouvements actifs des membres supérieurs, l'escrime, le maniement de l'aviron, la natation, tout cela active la combustion et se trouve résumé sous une forme pratique dans la kinésithérapie ou gymnastique médicale. La kinésithérapie est même plus pratique et plus salutaire que les exercices faits en plein air, car, comme les sueurs profuses sont défavorables aux diabétiques, on peut les empêcher de se produire par l'hydrothérapie employée en temps opportun. En effet, les sueurs, en diminuant l'excrétion urinaire, empêchent l'élimination du sucre.

De plus, la gymnastique médicale a encore l'avantage de pouvoir graduer l'exercice corporel, ce que l'on ne peut pas faire dans un exercice en champ libre où l'on est entraîné par l'ardeur et l'intérêt du jeu. L'exercice doit être conseillé surtout après les repas, au moment où l'absorption et la digestion vont livrer au sang des quantités surabondantes de sucre. Mais l'exercice est encore utile loin des repas, car s'il provoque la combustion du sucre d'origine alimentaire, il active aussi la destruction du sucre musculaire et du glycogène. Il n'est, en effet, pas douteux que ce travail musculaire augmente la quantité d'acide carbonique éliminé, ce qui est une preuve de l'oxydation, c'est-à-dire de la combustion du sucre. Les bains froids (d'après Gillemeister) augmentent aussi l'exhaltation de l'acide carbonique et, par conséquent, diminuent la quantité du sucre et de tous les hydrates de carbone.

La thérapeutique générale du diabète sucré réclame donc en première ligne l'emploi des accélérateurs de la nutrition et des stimulants des combustions. Et parmi ces stimulants de l'organisme, nous avons montré qu'il fallait placer au premier rang l'hydrothérapie, le massage et la kinésithérapie. Ce n'est qu'avec l'aide de ces moyens que le régime alimentaire du diabétique pourra lui être vraiment profitable et combattre pendant longtemps et avec succès une maladie aussi rebelle.

TRAITEMENT DE L'OBÉSITÉ

PAR LA KINÉSITHÉRAPIE

Il n'existe pas, en thérapeutique, beaucoup de moyens efficaces pour combattre la tendance à l'engraissement corporel. Quoique l'obésité puisse avoir plusieurs causes, la méthode reconnue pour obtenir de beaucoup les meilleurs résultats est encore la cure par le mouvement. L'obésité est souvent de cause arthritique, c'est au premier chef une maladie par ralentissement de la nutrition et souvent de l'oxydation. Or, on a reconnu, depuis longtemps, que la kinésithéraphie fait des merveilles dans toutes les maladies qui relèvent de cette grande diathèse : « l'arthritisme ».

Il y a toujours nécessité de combattre la tendance à l'engraissement des organes. D'abord parce que chez l'individu obèse non seulement le tissu graisseux sous-cutané est trop développé, mais des organes très essentiels, tels que le cœur, le rein, le foie sont aussi devenus gras et d'un fonctionnement défectueux. En outre, la graisse augmente le poids inutile, le poids mort de la personne, elle donne une beaucoup moins grande résistance à la fatigue, et augmente, par la combustion de ses éléments, l'acide carbonique, qui est un poison pour notre organisme. Les causes qui font qu'un sujet gras est souvent plus vite fatigué qu'un sujet maigre, sont : 1° l'augmentation du travail mécanique par les mouvements ; 2° l'augmentation des souffrances dues à l'échauf-

fement excessif du corps ; et 3° augmentation de l'esouf-
flement par le même effort musculaire.

Pour faire maigrir une personne, il faut produire la
combustion de ce tissu graisseux par le travail. Cette
action est rendue plus rapide par la kinésithérapie, qui
comprend la *cure de mouvements*, les *frictions*, la
douche et le *foulement des muscles* au moyen d'appareils spéciaux en forme de rouleaux. Ces rouleaux en
cuivre, recouvert de velours, sont promenés sur les
muscles du dos, du ventre et des cuisses, dans une direction allant toujours des extrémités vers le centre. Ces
rouleaux varient de grosseur et de composition. Les uns
sont unis, les autres formés par la juxtaposition de
petites roulettes en caoutchouc durci (ébonite), dentelées,
qui donnent à la peau un redoublement d'activité dans
sa circulation cutanée, sous-cutanée, musculaire et des
organes internes. L'amaigrissement par cette méthode de
massage ou foulement des muscles est très rapide et
augmente en même temps la force et l'élasticité musculaire. En effet, ce n'est pas le tout que de faire maigrir
un obèse, il faut lui redonner les forces et la souplesse
qu'il a perdues par son embonpoint.

Les fonctions de la peau ont aussi une grande impor-
tance, elles doivent être maintenues intactes par la douche
et l'eau froide.

Enfin, parmi tous les agents modificateurs de l'organisme employés dans le traitement de l'obésité, le plus
important est le travail méthodique ou kinésithérapie
proprement dite. Elle peut remplacer tous les autres, mais
aucun ne peut la suppléer.

Le travail seul, en effet, peut produire ce double résultat, que l'on cherche dans le traitement de l'obésité ;
savoir, l'amaigrissement et le maintien de la force musculaire. Par la gymnastique médicale, les graisses sont
brûlées directement pour alimenter la contraction musculaire, et elles sont aussi usées par l'élévation de tempé-

rature du sang. Sous l'influence de la gymnastique, des combustions plus intenses se produisent dans les tissus, et une transpiration plus abondante produit la déperdition que l'on cherche. Il est d'autres résultats encore que, dans la cure de l'obésité par la kinésithérapie, la gymnastique médicale peut seule donner. D'abord la contraction musculaire souvent répétée est le seul moyen de développer le muscle et d'augmenter la force. La transpiration et les déperditions artificielles, en général, diminuent aussi beaucoup la tendence à l'essoufflement, et les combustions deviennent de moins en moins fréquentes et violentes par l'exercice méthodique et répété. La douche qui doit suivre chaque séance entretient le fonctionnement de la peau, toujours indispensable.

Ainsi, dans la cure de l'obésité par la kinésithérapie, tous les résultats obtenus par les moyens accessoires, tels que le régime alimentaire, les purgations, les suées, le travail musculaire méthodique pourrait à lui seul les donner, mais le résultat se ferait plus attendre et serait peut-être moins durable. La meilleure de toutes les méthodes est de ne négliger aucun des moyens qui concourent au même but, en ayant soin de ne jamais les pousser à l'extrême, afin de pouvoir les continuer un temps assez long.

Les autres moyens adjuvants de l'amaigrissement sain et progressif sont : 1° éviter dans l'alimentation tout ce qui peut favoriser la reproduction de la graisse perdue par le travail musculaire ; 2° favoriser le fonctionnement de la peau ; 3° fournir à la respiration un air bien oxygéné ; 4° on doit aussi écarter du régime de l'homme qui doit maigrir les boissons trop aqueuses, les farineux, les sucres et l'alcool.

DILATATION DE L'ESTOMAC ET SON TRAITEMENT

PAR LA KINÉSITHÉRAPIE

Les affections chroniques du tube digestif sont de celles qu'il est donné d'observer le plus fréquemment aux médecins. Tous savent combien il est fréquent de rencontrer des malades qui se plaignent d'éprouver des irrégularités d'appétit, des digestions lentes et difficiles, pénibles, douloureuses même, suivies de flatuosités et de tympanites gastro-intestinales après le repas. Les douleurs plus ou moins vives de l'abdomen sont accompagnées souvent de constipation plus ou moins opiniâtre, et quelquefois de diarrhée. Les malades qui présentent cet ensemble de malaises et d'inconvénients dans leurs digestions perdent progressivement leur embonpoint et leur force, et le caractère en ressent un fâcheux contrecoup. L'anémie peut survenir et l'état de faiblesse peut présenter dans certains cas de la gravité.

Les médecins ont donné successivement différents noms à cet ensemble de symptômes morbides, suivant qu'ils ont rapporté le siège principal de ce trouble de fonctionnement à l'estomac ou à l'intestin. On en a fait de la gastro-entérite chronique, de la gastro-entéralgie, de la dispepsie nerveuse et enfin, ces derniers temps, on est tenté de rapporter tout cela à la dilatation stomacale et, voire aussi, intestinale. Quoi qu'il en soit de la systématisation de cette maladie, il n'en est pas moins vrai que la médication tonique qui pourra relever l'organisme sans fatiguer le tube digestif par toutes sortes de médicaments, sera certainement, *à priori* déjà, le meilleur

des traitements. Or, pour cela, j'ai déjà nommé l'hydrothérapie, préconisée en pareil cas par Fleury, et on doit y
ajouter encore la kinésithérapie au moyen de ses nouveaux appareils, qu'elle peut mettre spécialement en
usage dans le traitement de la dilatation de l'estomac.

L'hydrothérapie a déjà fait ses preuves, et Fleury,
dans ces cas de dilatation stomacale suivie d'affaiblissement général, avait toujours recours à l'hydrothérapie,
sous forme de douches froides en jet sur le dos, l'estomac et l'abdomen.

Arrêtons-nous un instant à la cure kinésithérapique qui
doit toujours précéder la douche pour que le traitement
soit plus rapidement efficace et complet.

Il s'agit, dans les cas de ce genre, de faire travailler
spécialement les muscles des parois abdominales, les
tuniques musculaires de l'estomac et de l'intestin et aussi
un peu tout l'organisme.

Les Suédois, nos maîtres en kynésithérapie, ont pour
cela le tabouret à *circumduction du bassin*, dont le siège
se meut sur une articulation en boule et qui, par conséquent, est passible de mouvements dans les sens latéraux, obliques et même verticaux. Pour conserver son
équilibre sur ce tabouret, le patient est forcé de contracter alternativement tous les muscles du bassin, des
hanches, de l'abdomen et, par conséquent, les tonifie
par cet exercice.

Cet exercice a surtout de l'influence sur les tuniques
musculaires de l'intestin et les organes contenus dans la
partie inférieure de la cavité abdominale.

Un autre tabouret, à *rotation du bassin* dans le sens
horizontal seulement (appelé « tabouret digestif »), rend
aussi de grands services dans le traitement kinésithérapique de la *dilatation stomacale*. Il se compose d'un
siège mobile dans le seul sens de gauche à droite et de
droite à gauche. Le haut du corps est immobilisé pendant ce temps au moyen d'épaulières qui maintiennent

les épaules, et de poignées auxquelles viennent se fixer les mains.

Si le malade porte ses jambes en avant en faisant cet exercice de rotation, il contracte les muscles de l'abdomen et les psoas. S'il veut au contraire plier ses jambes ou appuyer ses pieds pour rendre l'exercice plus doux, il ne contracte que les muscles des hanches et latéraux de l'abdomen par le mouvement de rotation.

J'indiquerai encore le tabouret avec *foulements de l'abdomen*, sorte de massage mécanique que le patient a l'avantage de faire *lui-même;* par conséquent le malade a le pouvoir de le graduer, de le modérer, l'améliorer et le diriger dans tous les sens. Puis, dans ce massage, le malade est en même temps actif et passif, c'est lui qui se fatigue et s'exerce; tandis que quand on se fait masser par un masseur de profession, c'est ce dernier qui retire tout le bénéfice de la cure, puisque c'est lui qui travaille et qui exerce ses muscles : le patient n'est que passif. Dans le vrai massage salutaire, qui n'est qu'une sorte de gymnastique dirigée d'une manière spéciale, *c'est le malade qui doit travailler, se masser, s'exercer;* personne ne peut le faire pour lui sans ressembler au malade qui ferait prendre les remèdes à son domestique pour se guérir lui-même.

Je parlerai encore de *l'appareil pour amplifier le thorax* et faire travailler les muscles pectoraux et abdominaux, sorte de manivelle (respiratoire) dont on peut graduer l'ampleur des mouvements, la force de rotation, le frottement des rouages. Tous ces appareils font travailler d'une façon efficace les muscles de l'abdomen, et ont une action tonifiante, rapide, sur une dilatation de l'estomac et un organisme délabré. Un régime approprié et l'hydrothérapie, qui complètent la cure kinésithérapique, viennent facilement à bout de cette maladie, ou plutôt de cette infirmité, qui a un si grand retentissement sur l'organisme tout entier.

APPAREILS

EMPLOYÉS EN KINÉSITHÉRAPIE

Tabouret à rotation du bassin ; son emploi dans le traitement de la dilatation stomacale.

TRAITEMENT DU RELACHEMENT DES VISCÈRES ABDOMINAUX
ET DE LA DILATATION DE L'ESTOMAC EN PARTICULIER

La dilatation de l'estomac, qui est souvent produite par un relàchement des fibres musculaires des tuniques stomacales et intestinales, ne peut être combattue et traitée rationnellement que par l'exercice et la contraction provoquée de ces muscles.

C'est dans ce but que l'on a déjà conseillé le massage et enfin la gymnastique spéciale ou kinésithérapie avec ses appareils.

Le massage a rendu de grands services dans le traitement de la dilatation stomacale et intestinale ; mais jamais un massage passif ne donnera au malade les résultats que pourra donner un massage actif, c'est-à-dire un exercice de ces fibres musculaires elles-mêmes.

C'est ce que la *Kinésithérapie* a essayé d'offrir à celui qui souffre de cette affection, en faisant construire le tabouret à rotation du bassin (fig. 1).

Ce tabouret se compose d'un dossier fixe, muni de deux épaulières qui servent à maintenir le haut du corps immobile et fixe.

Le siège de ce tabouret est mobile dans le sens horizontal. Il tourne de droite à gauche sur un pivot situé au centre de ce siège triangulaire. L'élan se donne au moyen des muscles de l'abdomen, des parois abdominales et stomacales. Il consiste à lancer de droite à gauche les jambes soit repliées sur les étriers du siège mobile, soit étendues en droite ligne aussi haut qu'on peut les élever étant assis.

Ce mouvement fait contracter les muscles psoas, les grands droits de l'abdomen, les muscles obliques, et a aussi une influence sur les fibres musculaires lisses de l'intestin et des parois stomacales.

Dans la dyspepsie flatulente, lorsqu'un malade s'assied sur ce

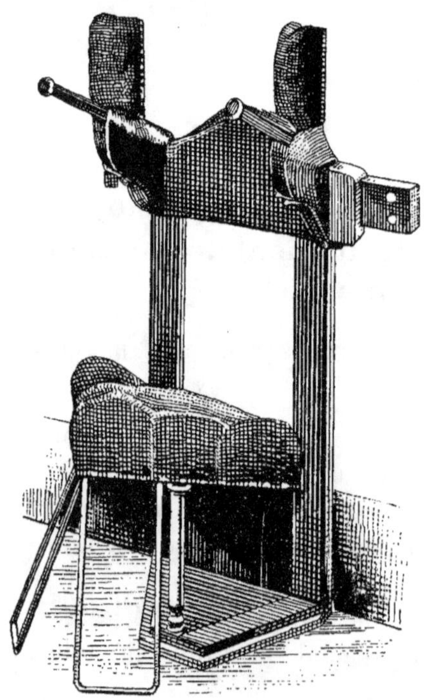

FIG. 1. — Tabouret à rotation du bassin.

siège à rotation du bassin et commence son exercice, les éructations prolongées se font entendre, qui démontrent d'une façon irrécusable qu'il se produit une rétraction et compression de l'estomac. Cette rétraction active et passive constitue précisément le traitement gymnastique kinésithérapique de la dilatation stomacale. Au bout de quelque temps de cet exercice, la dyspepsie, qui accompagne toujours la dilatation stomacale, s'améliore et finit par disparaître quand elle est encore combattue par un régime convenable.

Ce tabouret à rotation du bassin rend les plus grands services dans tous ces cas d'affaiblissement des muscles de l'abdomen et des organes digestifs ; c'est le seul moyen de les fortifier, puisque c'est le seul moyen de leur faire faire un exercice indépendant du reste du corps et spécial à cette région. Or, la force en général ne peut se gagner et se recouvrer que par un exercice convenable et rationnel. La preuve en est qu'après quelque temps de ce traitement : les mesures dynamométriques montrent que le patient gagne en force musculaire de tout l'organisme en général.

La kinésithérapie, ainsi que le recommande le Dr Dujardin-Beaumetz, dans son excellent traité de l'*Hygiène thérapeutique*, est applicable à la cure de l'anorexie et des dyspepsies. On met en pratique le vieil axiome de Chomel : « On digère plus avec ses jambes qu'avec son estomac ».

De même qu'il y a une gymnastique respiratoire, il existe aussi une gymnastique abdominale, et même spécialement stomacale. Ce sont surtout les Suédois, Nycander, entre autres, qui nous a donné une description fort complète de l'ensemble des exercices qui constituent la gymnastique abdominale.

Ces exercices sont de deux ordres : les uns portent sur les flexions du tronc, soit debout, soit assis ; les autres sur les mouvements d'élévation des bras. Dans les premiers, on se sert de la chaise à siège fixe, et, en étendant les bras, on fait exécuter des séries de traction et de relâchement qui compriment l'abdomen.

Le tabouret à rotation du bassin, qui est à siège mobile, fait travailler les muscles de l'abdomen en se servant des jambes comme levier et comme volant.

La gymnastique, en excitant les combustions organiques, est le plus puissant modificateur de la nutrition, et c'est pour cela précisément que, dans toutes les maladies où la nutrition est compromise, on voit la kinésithérapie agir d'une façon presque certaine et favorable.

De l'Ergostat (du Dr Gartner) et de son usage thérapeutique.

L'ergostat (régulateur du travail) est une machine fort simple de construction. Cette machine permet de *mesurer* le travail que doit faire une personne dont on veut exiger un travail musculaire déterminé, de *régler* le travail effectué et de *contrôler* la somme de travail dépensé. L'ergostat est formé d'un disque en métal, monté sur un axe horizontal, que l'on fait tourner au moyen d'une manivelle. Un frein articulé et circulaire entoure ce disque et se termine en bras de levier. A l'aide d'un poids mobile, qui se déplace le long de ce levier, on serre plus ou moins le frein, en augmentant ou diminuant le frottement du frein sur le disque.

Le travail est calculé en kilogrammètres (le kilogrammètre exprime l'effort musculaire qu'il faut pour lever un poids de un kilogramme à la hauteur un mètre). Le bras de ce levier porte des chiffres, et le chiffre sur lequel se fixe le poids indique le nombre de kilogrammètres que l'on produit en tournant un tour de manivelle. Un compteur marque le nombre des tours, et ce nombre, multiplié par le chiffre du levier, donne la somme totale du travail exécuté en une certaine période d'exercice.

Cette machine est d'une grande utilité dans le traitement de l'obésité par le mouvement. car l'on sait que le travail musculaire est le meilleur traitement de cette affection. Le travail musculaire s'effectue aux dépens de la graisse, et les personnages sont toujours d'un entraînement difficile pour tous les exercices du corps.

L'ergostat, tout en fournissant un travail musculaire, a le grand avantage de pouvoir le graduer suivant la personne et de l'augmenter peu à peu suivant les besoins, mais encore de pouvoir le mesurer. De plus, le travail à la manivelle fait travailler tous les muscles du corps. Ceux de la colonne vertébrale et des hanches, ceux des membres inférieurs et supérieurs, enfin ceux de l'abdomen ; tous y contribuent.

En modifiant la position du patient, on peut faire travailler davantage certains groupes de muscles. Le travail à la manivelle étant des plus faciles, tout le monde, même chez les enfants, parviennent à bien l'effectuer.

Pour obtenir tous les avantages de l'ergostat, il faut tourner très lentement la manivelle, ne faire que 20 à 25 rotations au maximum en une minute ; en continuant le travail dans ces conditions, le rythme de la respiration se met en concordance avec celui de la rotation. La contraction rythmique des muscles de l'abdomen comprime les organes de la cavité péritonéale. Après avoir exécuté de 200 à 300 tours de manivelle, le patient commence à transpirer, et, lorsqu'il a travaillé une demiheure à l'ergostat ; le corps est couvert d'une sueur abondante. Le minimum de travail obtenu par un tour de manivelle correspond à 7, le maximum à 25 kilogrammètres.

Il n'y a guère de personnes obèses, quel que soit leur degré d'engraissement, qui n'éprouvent l'effet salutaire de l'exercice musculaire régulier. On peut compter sur un amaigrissement de un ou deux kilos par semaine, et cela sans que les patients aient à changer en rien leur alimentation ou leur genre de vie. Cependant, il est bon de surveiller l'alimentation au point de vue des féculents et de l'alcool. En outre, le travail musculaire exerce une action favorable sur la santé générale et sur la circulation principalement. La digestion et la nutrition sont régularisées et améliorées. Beaucoup d'affections locales, dépendantes du rhumatisme, ou de paralysies musculaires, bénéficient du travail régulier. L'ergostat est un moyen pratique de mettre un travail musculaire régulier et gradué, à la portée de tout le monde.

Chaise à dossier dite orthopédique de la colonne vertébrale.

Un des meilleurs appareils construits jusqu'à ce jour pour le traitement de la scoliose, est la *chaise à dossier*, dite *orthopédique de la colonne vertébrale* (fig. 2), qui peut s'adapter à tous les sièges et à toutes les personnes. Toutes les pièces en sont mobiles et peuvent, par conséquent, se prêter à toutes les grandeurs et à toutes les déviations. Le patient s'assied sur la tablette qui forme la base de l'appareil et on lui rend les épaules fixes au moyen de deux épaulières. Le dos est ainsi fixe et appuyé au dossier dans une position aussi rectiligne que possible. Le malade peut lire, écrire, travailler assis avec ce dossier orthopédique qui lui maintient la colonne vertébrale et arrive ainsi, peu à peu, à la ramener dans sa position normale. Ce dossier orthopédique peut se balancer d'ar-

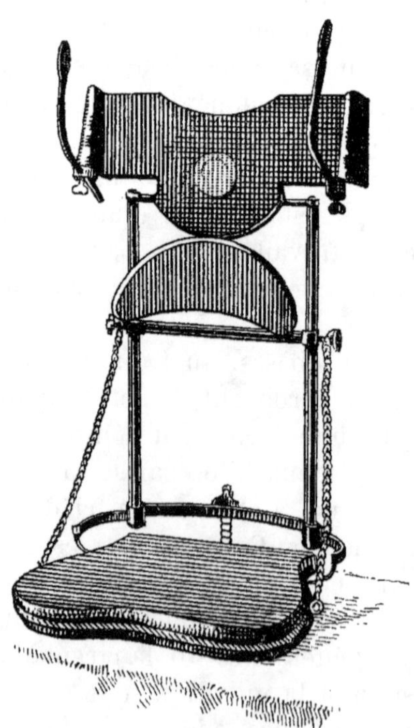

FIG. 2. — Chaise à dossier dite orthopédique.

rière en avant, sur la tablette de la base, tout en maintenant le dos toujours dans la même position fixe. Le mouvement se fait à l'articulation des hanches, et la colonne vertébrale reste toujours dans la même position fixée par les épaules, qui sont maintenues.

Comme complément de la chaise à dossier orthopédique de la colonne vertébrale, nous possédons une *table orthopédique* qui fixe la position des bras au moyen de chevilles fichées dans huit trous spécialement aménagés sur deux rangs. Cette table, échancrée en avant, permet au patient de s'approcher du livre ou de son ouvrage qui est étalé sur la table, de telle façon que la colonne vertébrale ne fasse aucun effort de courbure.

En combinant la place des chevilles, on peut donner au malade toutes les positions de correction qui sont favorables pour combattre sa déviation vertébrale. On peut ainsi le laisser travailler aussi longtemps qu'on voudra, appuyé qu'il est par le dossier de la chaise en arrière et par la table orthopédique qui est au devant lui.

Le *décubitus horizontal* et le *lit orthopédique* peuvent aussi rendre des services, surtout au début des scolioses, à la condition de n'être employés qu'avec modération. En effet, leur usage prolongé affaiblit la constitution, l'état général du malade empire et, lorsqu'il s'agit de quitter la position horizontale, l'action seule de la pesanteur ramène promptement la déviation, les muscles se trouvant, par le fait de l'inaction prolongée, plus faibles qu'auparavant.

Mais avant tout, la première indication est d'*Améliorer l'état général*.

L'on améliorera l'état général du malade par le séjour à la campagne, par l'hydrothérapie sous forme de douches froides de courte durée, de frictions au drap mouillé ou au gant de crin, avec quelque adjuvant tonique. Ce traitement sera institué suivant l'état de chaque malade et sa tolérance aux opérations hydriatiques.

Appareil pour la trépidation du système nerveux et des membres.

Cet appareil, dû aux plans donnés par le professeur Nycander, se compose de deux montants verticaux qui soutiennent une roue que l'on peut mettre en mouvement au moyen d'une manivelle. Cette roue actionne un cylindre octogonal qui forme son arbre de couche. Sur ce rouleau octogonal repose une pièce de bois horizontale et, lorsqu'on le met en mouvement, ce rouleau fait tressauter sur chacun de ses angles la pièce de bois horizontale.

Sur cette dernière sont montés différents appareils de différentes formes, suivant leurs différents buts ou emplois. L'un est un croissant contre lequel on appuie la nuque, qui reçoit ainsi des mouvements trépidatoires, lesquels se répercutent dans toute la moelle épinière; un autre reçoit le front, etc. D'autres appareils y sont appendus pour les pieds, les jambes, semblables au plateau d'une balance qui aurait une forme de gouttière. Une barre horizontale sert à donner de la trépidation aux bras par l'intermédiaire des mains, qui la saisissent et qui se cramponnent à cette barre.

Pour le dos et l'estomac, on s'appuie contre une grosse pelote ou coussin rembourré qui, par sa trépidation, donne un mouvement qui se répercute dans tout le corps et la cavité abdominale. C'est surtout chez les malades souffrant d'impuissance que cet appareil pourra être apprécié et efficace.

De plus, toutes les fois qu'il s'agira de stimuler le courant sanguin dans un membre ou dans tout l'organisme, ces mouvements trépidatoires seront d'excellents mouvements stimulants. Si l'on appuie sa colonne vertébrale contre l'appareil en mouvement, on se sent immédiatement envahir par une douce chaleur qui est la suite directe de cette accélération sanguine, qui se produit dans toutes les régions de la moelle épinière.

Cet appareil a donné d'excellents résultats chez plusieurs malades qui se sentaient inertes et sans force et se plaignaient d'impuissance fonctionnelle. La neurasthénie, cette maladie si à la mode, dont nous nous entretiendrons plus loin, est combattue très efficacement dans ses symptômes d'engourdissement des membres au moyen de quelques séances de trépidation du système nerveux exécutées avec cet appareil.

Appareil pour les mouvements du carpe et du poignet.

Cet appareil se compose d'une roue avec manivelle mobile que l'on saisit avec la main. L'avant-bras reste fixé sur un petit coussin situé au devant de cette roue qui tourne. On peut calculer l'ampleur du mouvement de circonvolution à donner au poignet, en faisant varier la hauteur de la manivelle sur le rayon de la roue. Le malade est assis au devant de l'appareil et fait faire à son poignet les mouvements de circumduction que lui permet son avant-bras fixé.

Ces mouvements sont surtout indiqués dans toutes les affections se compliquant d'ankylose commençante du poignet, telles que anciennes arthrites, foulures, rhumatisme localisé, atrophie consécutive à un bras cassé, et en général à toute cause qui limite les mouvements du poignet dans quelle direction que ce soit.

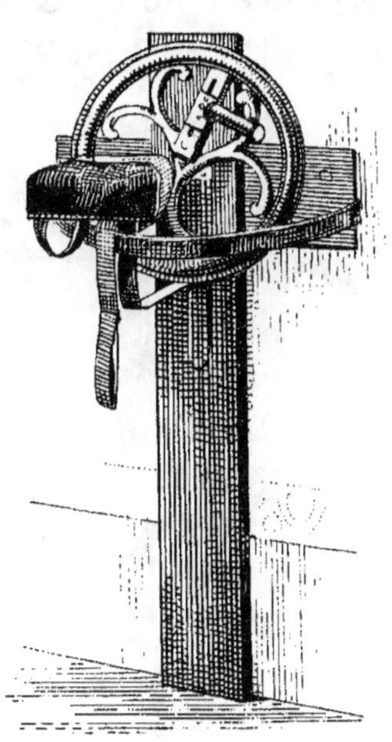

Fig. 3. — Appareil pour les mouvements du carpe et du poignet.

Nous pourrions citer plusieurs observations d'ankyloses du poignet avec atrophie des muscles de l'avant-bras, qui se sont tout à fait guéries par cet exercice de manivelle, joint à un massage méthodique des muscles atrophiés. Lorsqu'il y a des adhérences contractées et établies dans ces affections de poignet, il est bon de les rompre peu à peu et partiellement. On y joint un traitement hydrothérapique par les douches chaudes, qui rend de la vitalité à ces régions ankylosées et y favorise de nouveau la circulation du sang. Ces traitements sont toujours longs et délicats; il faut éviter de vouloir aller trop vite ou d'une façon trop brusque, sans cela on risquerait une recrudescence du processus inflammatoire, et l'on serait obligé de recourir de nouveau au traitement antiphlogistique ou révulsif.

Appareil pour le massage des intestins, dit appareil digestif.

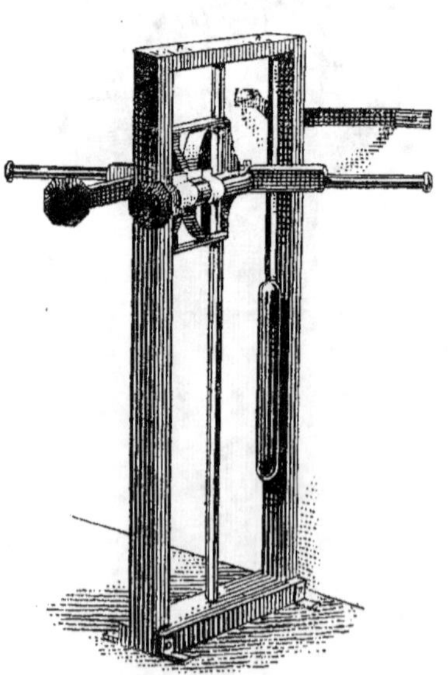

Fig. 4. — Appareil pour le massage des intestins, dit appareil digestif.

Cet appareil (fig. 4), dont l'invention est due au professeur Nycander, se compose d'un grand cadre vertical, selon le grand axe duquel se trouve une tringle de fer. Le long de cette tringle se meut de haut en bas, au moyen d'un contrepoids, l'appareil masseur proprement dit. Cette dernière pièce est une espèce de chariot que le patient fait monter lui-même le long de la tringle avec deux poignées qui sont deux bras de levier. Ce chariot masseur possède deux tampons montés sur deux manches, lesquels sont actionnés alternativement d'avant en arrière par deux poignées que tient le masseur. L'appareil possède donc en tout deux mouvements : un mouvement ascendant ou descendant et un mouvement de ponction alternatif d'avant en arrière. Le malade tient les deux poignées du bras de levier horizontal, fait monter le chariot portant les deux tampons le long de la tringle, vis-à-vis de la région du ventre qu'il veut se masser. Il commence, je suppose, par se masser en montant le côlon ascendant, puis il se tourne un peu à gauche pour masser le côlon transverse, et finit en faisant mouvoir le chariot en bas par se masser le côlon descendant.

Cet appareil simple et ingénieux rend les plus grands services aux malades qui souffrent de paresse intestinale, constipations, dyspepsies flatulentes, gaz dans les intestins, etc.

Le professeur Nycander, qui l'emploie depuis longtemps dans son Institut kinésithérapique, en est très satisfait pour toutes les maladies où l'on est obligé d'avoir recours au massage par ponction de l'abdomen et des organes abdominaux. La simplicité du maniement le met à la portée de tous, et c'est toujours un grand avantage pour le patient d'avoir un instrument avec lequel il peut se masser lui-même. De même que l'Autagon, que nous avons décrit précédemment et qui s'adresse surtout au massage de l'estomac et de l'intestin, ce dernier appareil du professeur Nycander est destiné à l'auto-massage, c'est-à-dire au massage hygiénique que le patient peut pratiquer lui-même. Lorsque chaque malade sera devenu son propre masseur, beaucoup de petites misères et inconvénients dans le fonctionnement régulier des organes auront disparu du cadre des maladies.

Appareil à siège mobile sur pivot.

Grâce aux perfectionnements de la technique du massage, grâce à la kinésithérapie, qui exerce surtout les mouvements dits de résistance, on peut isoler certains groupes musculaires qui ont besoin de traitement.

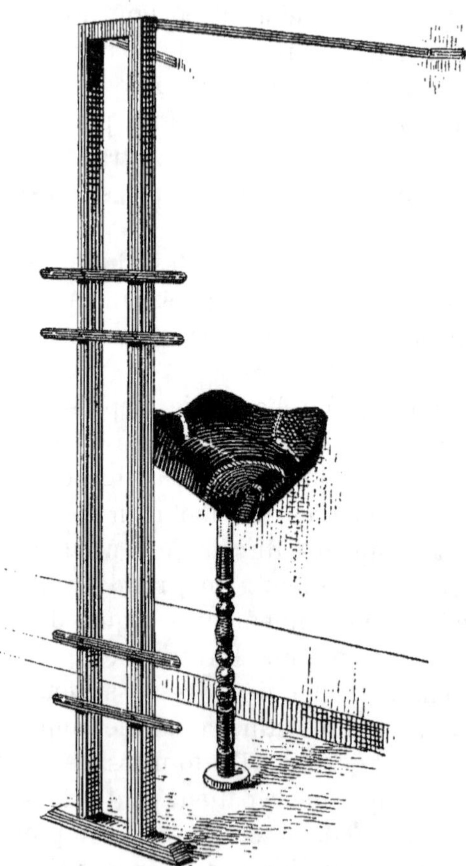

FIG. 5. — Appareil à siège mobile sur pivot.

Néanmoins, le malade reste encore souvent sous la dépendance de l'habileté et de l'expérience du gymnaste qui le fait travailler.

De plus, les résistances qui devraient être opposées aux mouvements du malade ne sont pas toujours dosées d'une façon exacte. Cela ne devient possible que du jour où, aux mains du gymnaste, on substitue l'emploi d'appareils.

Le professeur Nycander a construit la *chaise à siège sur pivot mobile dans tous les sens* (fig. 5), pour pouvoir faire exécuter des mouvements de circumduction d'élèvement et abaissement du bassin dans la position assise. Le patient est assis sur ce siège mobile dans tous les sens. De ses deux mains, il tient les deux poignées situées plus haut, sur les montants. Le malade exécute alors des mouvements de circumduction, de flexion et extension du bassin, qui lui font contracter les muscles de l'abdomen, les muscles dorsaux et ceux du bassin.

Le but de ces mouvements est de faire cheminer le bol alimentaire dans les intestins, et de rendre ainsi les intestins réguliers dans leur fonctionnement.

Appareil pour la flexion et l'extension des bras. — Ampliation de la poitrine.

Comme la culture de l'esprit, celle du corps ne peut arriver au résultat important qu'elle vise qu'à l'aide d'un enseignement méthodique et scientifiquement organisé. Il s'agit de soumettre à l'éducation toutes les fonctions volontaires pour atteindre, par l'effet même de la culture, l'ensemble de l'organisme. Et tout d'abord, la respiration, la première et la

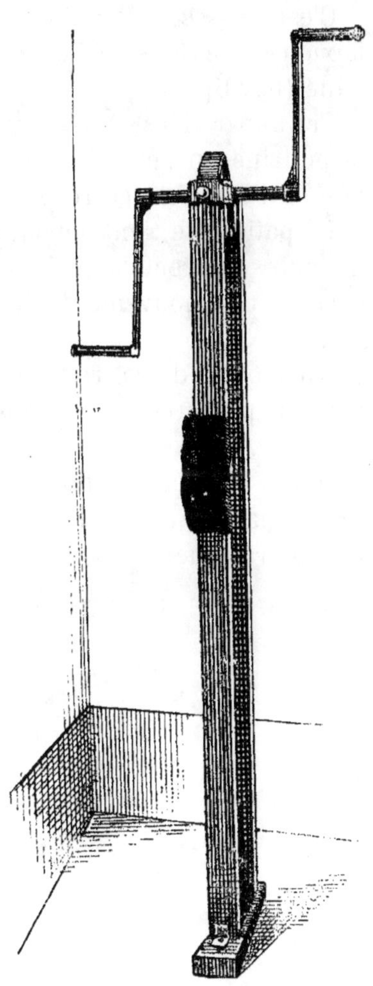

Fig. 6. — Appareil pour la flexion et l'extension des bras.

plus importante des fonctions organiques, doit être enseignée méthodiquement. Il y a un art de tirer des poumons un meilleur parti que celui auquel nous condamnent les habitudes de la vie ordinaire; la respiration mal dirigée est incomplète, elle doit être développée avec la musculation générale.

C'est dans ce but qu'on a construit l'appareil pour la flexion et l'extension des bras et l'ampliation de la poitrine (fig. 6).

Cet appareil est à recommander aux personnes ayant la poitrine un peu faible ou de petite capacité et qui ont besoin d'un exercice respiratoire.

Le patient se tient debout devant l'appareil qui est fixé au mur. Il prend à pleines mains les deux poignées et exécute un mouvement alternatif de flexion et d'extension.

Au moyen de la roue qui est au sommet de l'appareil, on peut régler le frottement et graduer la force à déployer.

Il faut en même temps surveiller la respiration et développer par les autres moyens kinésithérapiques la capacité thoracique.

INSTITUT MÉDICAL D'HYDROTHÉRAPIE

ET DE

KINÉSITHÉRAPIE

49, Rue de la Chaussée-d'Antin, PARIS

DIRECTEUR : ED. SOLEIROL

I. — Hydrothérapie.

Les salles réservées à l'hydrothérapie ont une température moyenne constante de 18 à 20 degrés; elles sont bien éclairées, bien aérées, et entièrement dépourvues d'humidité.

Les appareils sont alimentés par un forage artésien qui fournit une eau limpide et abondante, à la température moyenne de 9 degrés.

Pendant les heures de traitement, cette eau arrive dans les réservoirs sans y séjourner, de façon à ne point permettre l'élévation de la température. Au moyen d'une combinaison des appareils, des réservoirs sont affectés à la quantité d'eau chaude nécessaire, de façon à permettre de varier à volonté la température des douches, et de satisfaire à toutes les indications que nécessite le traitement.

II. — Kinésithérapie.

La kinésithérapie se compose de mouvements physiologiques de deux ordres : les uns sont *passifs*, les autres *actifs*.

La forme passive comprend les mouvements et les manipulations thérapeutiques.

La forme active comprend les mouvements qui ont pour but l'hygiène et la pédagogie.

Cette méthode possède des mouvements sédatifs et excitants, congestifs et décongestifs; enfin, des mouvements respiratoires qui présentent un intérêt considérable par l'action directe qu'ils exercent sur les poumons dont ils régularisent le jeu, tout en développant la cage thoracique.

Tous les mouvements sont réglés, au point de vue de la qualité et de l'efficacité, par une méthode graduée. Chaque affection a son traitement particulier, ses mouvements spéciaux, son hygiène. Cette méthode, qui s'adresse à l'homme comme à la femme et à l'enfant, obtient les plus sérieux résultats, grâce surtout à la combinaison de la thérapeutique du mouvement avec celle de l'hydrothérapie qui en est le complément.

Les affections le plus particulièrement traitées par ces moyens thérapeutiques sont :

L'*hypocondrie*, l'*anémie*, la *chlorose*, le *diabète*, la *goutte*, l'*obésité*, les *dyspepsies*, les *névroses*, les *mauvaises attitudes*, les *raideurs articulaires* et les *cachexies*.

Les salles réservées à la kinésithérapie sont vastes, bien aérées; il y règne une température constante qui s'étend, du reste, à toutes les parties de l'établissement, *qui est ouvert tous les jours*, de 8 heures du matin à 7 heures du soir, les **dimanches jusqu'à midi**.

Le traitement hydrothérapique simple, *15 cachets*... **40** fr.

Le traitement kinésithérapique combiné avec l'hydrothérapie, *par quinzaine*.......................... **40** »

La gymnastique pédagogique, *pour les jeunes filles et les jeunes garçons, tous les jours, à 2 heures; par mois.* **60** »

Même cours, *trois fois par semaine; par mois*.......... **30** »

TABLE DES MATIÈRES

APPAREILS SPÉCIAUX

EMPLOYÉS EN KINÉSITHÉRAPIE

Paris. — Imp. MICHELS et Fils, passage du Caire, 8 et 10.